"贵州乡村振兴"书系获
贵州出版集团有限公司出版专项资金
资　助

"农·村·健·康·生·活·知·识·手·册"丛书

# 农村 合理用药
## 知识手册

贵州省疾病预防控制中心 / 编

陈 琦 嵇云鹏 / 主编

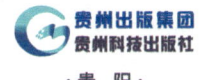

贵州出版集团
贵州科技出版社
·贵阳·

**图书在版编目（CIP）数据**

农村合理用药知识手册 / 贵州省疾病预防控制中心编；陈琦，稽云鹏主编. —— 贵阳：贵州科技出版社，2023.5

（"农村健康生活知识手册"丛书）

ISBN 978-7-5532-1227-2

Ⅰ.①农… Ⅱ.①贵…②陈…③稽… Ⅲ.①用药法—手册 Ⅳ.①R452-62

中国国家版本馆CIP数据核字(2023)第121316号

**农村合理用药知识手册**

NONGCUN HELI YONGYAO ZHISHI SHOUCE

| | |
|---|---|
| **出版发行** | 贵州出版集团　贵州科技出版社 |
| **地　　址** | 贵阳市观山湖区会展东路SOHO区A座（邮政编码：550081） |
| **出 版 人** | 王立红 |
| **经　　销** | 全国各地新华书店 |
| **印　　刷** | 贵州新华印务有限责任公司 |
| **版　　次** | 2023年5月第1版 |
| **印　　次** | 2023年5月第1次 |
| **字　　数** | 46千字 |
| **印　　张** | 2.5 |
| **开　　本** | 787 mm × 1092 mm　1/32 |
| **定　　价** | 12.00元 |

# "贵州乡村振兴"书系编委会

**主　　编**：宋宝安

**常务副主编**：（按姓氏笔画排序）

冉江舟　冯泽蔚　苏　跃　杨光红　何世强　陈嬿嫔　孟平红

**副 主 编**：（按姓氏笔画排序）

刘　涛　许　杰　李正友　杨　文　余金勇　张效平　胡远东
曹　雨　戴　燚

**编　　委**：（按姓氏笔画排序）

王家伦　文晓鹏　邓庆生　石　明　冉江舟　付　梅　冯泽蔚
吕立堂　朱国胜　乔　光　任　红　刘　涛　刘　锡　刘　镜
许　杰　苏　跃　李　敏　李正友　李祥栋　杨　文　杨光红
何世强　余金勇　余常水　邹　军　宋宝安　张　林　张文龙
张廷刚　张依欲　张效平　张福平　陈　卓　陈泽辉　陈嬿嫔
孟平红　赵大琴　胡远东　钟　华　钟孟淮　姜海波　姚俊杰
秦利军　曹　雨　龚　俞　章洁琼　董　璇　曾　涛　雷　阳
蔡永强　燕志宏　戴　燚

# "农村健康生活知识手册"丛书编委会

**主　编**：杨光红　刘　涛
**副主编**：李进岚　周光荣　叶新贵　郭　华
**编　委**：（按姓氏笔画排序）

王艺颖　韦　杰　叶新贵　冯　军
吉　维　朱　玲　任豫晋　向　杰
刘　涛　刘　浪　李进岚　李海蛟
杨　静　杨光红　吴延莉　吴明军
何昱颖　余丽莎　余昭锐　汪姜涛
宋鸿碧　张　佼　张　骥　张益霞
陈　琦　陈慧娟　罗成功　周　婕
周亚娟　周光荣　赵否曦　胡远东
姚蕴桐　贺瑶瑶　徐莉娜　郭　华
蒋茂林　嵇云鹏

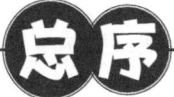

# 总序

"贵州乡村振兴"书系诞生于如火如荼实施的"乡村振兴"战略大背景之中,从立意、策划、约请作者、编辑书稿、整体设计,直至当前首批成果即将付梓,时间已过去三年。三年中,书系历经多次思路的调整和具体方案的修改,人事也多有变更,但书系所有参与者为乡村种植、养殖产业发展提供技术服务,为乡村生态文明建设提供价值引领,为乡村振兴取得新成果进行总结与宣传的"初心",迄今没有改变。

编辑出版"贵州乡村振兴"书系,主要目的是让最前沿的科学知识和成熟的实用技术尽快转化为解决实际问题的要素和生产力提升的推进器,伴随着"贵州乡村振兴"书系抵达田间地头,"飞入寻常百姓家"。在中国这样有着悠久历史的农业大国,农业科学技术日新月异,不断地推动着种植业、养殖业的发展;与此同时,我国是人口大国,为人民健康保驾护航的医学同样发展迅速。快速发展意味着科学知识、实用技术更新迭代的加快，只有使用最新的成熟技术和知识，才能为贵州产业发展、生态环保、健康生活提供保障，满足广大群众的期盼和渴求。书系中的各个板块，都力图将相关领域最新科学知识和技术化繁为简、化难为易，让阅读该书的广大群众尽快掌握和运用。

在形式上，书系以图文搭配、图文互彰的活泼形式，让严谨的科技知识更易被普通群众接受。书系的主要服务对象为活跃在田间地头的科技特派员、村里的种植户与养殖户（包括合作社、公司等负责人）、农村特殊人群（如患常见疾病的病人、职业病病人、孕产妇、老年人、儿童等）、驻守一线的村干部、返乡大学生、农技员等，如何将正确的理念、前沿的知识、优秀的技术"接地气"地传达给他们，经调查研究、试验、甄别，参考优秀"三农"图书，最终，我们采用科普读物、学术专著兼具，但对科普有所偏重的组织架构。其中，科普读物采用清晰明了的图片配合简明易懂的文字这一出版形式：文字简洁，可以让读者直接抓住实用知识和信息，不走弯路，节省时间；清晰的图片、图示，既可将方块字、数据蕴含的信息图像化、可视化，又能丰富和补充文字信息，甚至呈现出由于文字自身的模糊性而无法清楚传递的信息。活泼的设计也有助于调节视觉疲劳和阅读节奏，让纯粹以获取知识和技能、解决问题和困难为目的的阅读不再枯燥乏味。此外，书系中大部分图书采用了口袋书设计，便于携带。

书系的作者,都是在相关领域有扎实功底的。在种植、养殖板块,我们邀请了从事教学和研究多年的专家,以及长期深入田间地坎指导具体操作的科技特派员和农技员;在健康板块,作者们都从医多年,对于农村人群健康素养水平的提升、常见疾病的防治等经验丰富;在农村"五治"(治垃圾、治厕、治水、治房、治风)板块,我们邀请了从事规划和教学的专家……总之,书系作者对自己研究的领域既有扎实研究,又熟悉贵州的气候、资源禀赋、地形地貌、生态环境等,与此同时,他们还十分了解这片土地上生活着的人们内心的期待和需求,有着以自身所学所研回馈这片土地的质朴赤子情,也有着"将论文写在大地上"的奋斗精神。

"贵州乡村振兴"书系目前包含"生态农村建设系列"丛书、"农村健康生活知识手册"丛书、"茶叶栽培加工技术手册"丛书、"特色中药材种植养殖技术手册"丛书、"林木作物、农作物种植技术手册"丛书、"畜禽养殖技术手册"丛书、"水产生态养殖技术手册"丛书、"农技员培训系列"丛书等。随着乡村振兴这一战略的实施,我们也将适时新增板块,以配合和助力贵州乡村振兴的强力推进。当然,虽名为"贵州乡村振兴"书系,主要是为配合贵州乡村振兴工作而策划,但也适用于国内其他部分省(区、市)。

贵州曾是全国脱贫攻坚主战场,当前则是全国"乡村振兴"战略实施的主战场,统筹城乡一体发展的任务十分艰巨。

希望"贵州乡村振兴"书系的推出，可以切实助力于"新型工业化、新型城镇化、农业现代化、旅游产业化"战略目标的实现，乃至助力于建设社会主义现代化强国和实现中华民族伟大复兴。

是为序。

中国工程院院士<br>
贵州大学校长

# 序

提升农村群众健康素养水平是实施乡村振兴战略的重要前提，是农村经济社会发展的重要基础，是巩固拓展脱贫攻坚成果的重要保障。2021年，中央一号文件《中共中央 国务院关于全面推进乡村振兴加快农业农村现代化的意见》专门提出：全面推进健康乡村建设，加强妇幼、老年人、残疾人等重点人群健康服务，加强对农村留守儿童和妇女、老年人以及困境儿童的关爱服务。2022年，《国务院关于支持贵州在新时代西部大开发上闯新路的意见》（国发〔2022〕2号）进一步提出：推进健康贵州建设，提升基层卫生健康综合保障能力。2023年，《中共中央 国务院关于做好2023年全面推进乡村振兴重点工作的意见》提出：加强农村老幼病残孕等重点人群医疗保障，最大限度维护好农村居民身体健康。

我国现有5亿多农村人口，其中外出务工人员，以及留守老人、留守儿童等特殊人群占很大比例。贵州省疾病预防控制中心的监测数据显示，贵州农村人群的死亡率高于全国及西部平均水平，因慢性病导致的死亡人数占农村全部死亡人数的84.0%。2018年，贵州农村居民接受过健康体检的比例仅有32.2%，低于城市地区比例（41.0%），而高血压、糖尿病等慢性病的患病率，农村与城市已没有差异。

如何做好巩固拓展脱贫攻坚成果和乡村振兴的有效衔接，如何推进健康乡村建设，开展健康知识的普及与宣传，增强农村群众的文明卫生意识和健康素养水平，是巩固拓展健康扶贫成果、实施乡村振兴战略的重要课题。

欣闻"贵州乡村振兴"书系即将出版，其中由贵州省疾病预防控制中心牵头编写的"农村健康生活知识手册"丛书以图文并茂的形式，围绕当前农村地区的常见病、多发病以及广大农村群众关心的健康问题，不仅介绍了高血压、糖尿病等常见病的防治知识，老年人、儿童、孕产妇等重点人群的健康管理方法，农村常见毒蘑菇识别要点，农村常见意外伤害、自然灾害防治知识等，还对农村群众就业、就医中急需的职业病防治、医保政策要点以及合理用药、免疫接种、膳食营养等知识进行了科普宣传，内容深入浅出，文字通俗易懂，契合农村群众的实际需要。这种形式的健康科普非常符合世界卫生组织提出的"将健康融入所有政策（Health in All Policies，HiAP）"的方针，必能为提升广大农村群众的健康素养水平发挥积极的作用。

衷心祝愿阅读该丛书的广大农村群众，更加健康，更加幸福！

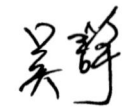

2023年2月1日

（吴静为中国疾病预防控制中心慢性非传染性疾病预防控制中心主任，研究员）

# 目 录

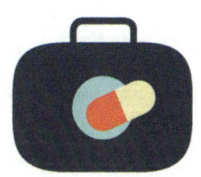

第一篇　安全用药小常识 ……………　01

第二篇　常见疾病的药物治疗 ………　35

第三篇　正确认识药品的不良反应　59

# 第一篇

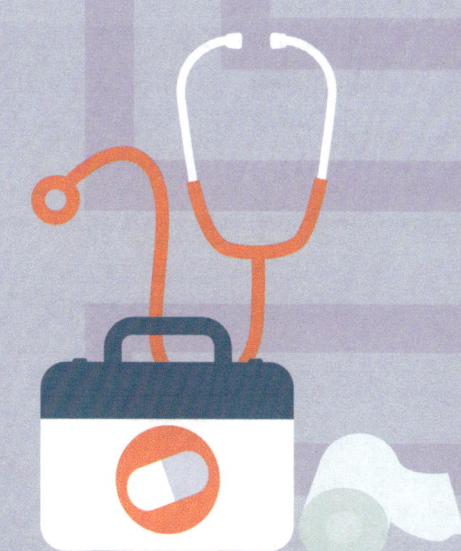

# 安全用药小常识

# 什么是药品？

药品指用于预防、治疗、诊断人的疾病，有目的地调节人的生理机能并规定有适应证或功能主治、用法用量的物质。

药品包括中药、化学药品、生物制品等，其中化学药品和生物制品就是我们常说的"西药"。

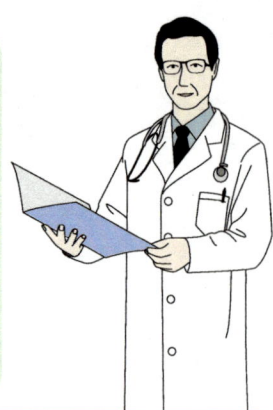

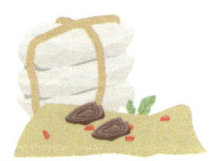
中药
（中药材、中药饮片、中成药）

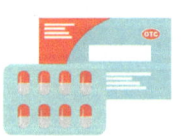
化学药品

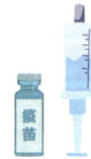
生物制品
（疫苗、血清、血液制品、诊断药品）

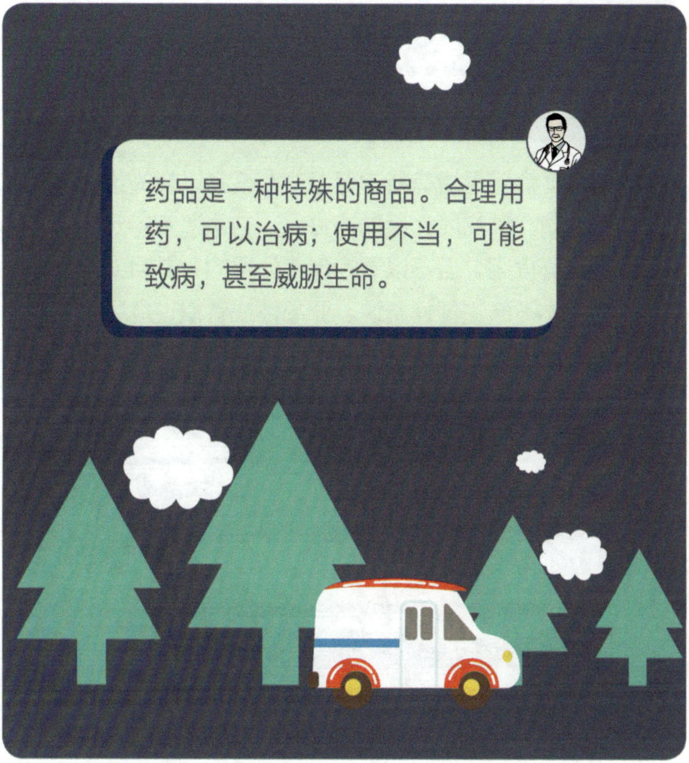

安全用药小常识

第一篇

药品是一种特殊的商品。合理用药,可以治病;使用不当,可能致病,甚至威胁生命。

# 药品与保健食品有什么区别？

保健食品是具有特定保健功能或者以补充维生素、矿物质为目的的食品。它是适宜特定人群食用，但不以治疗疾病为目的，并且对人体不产生任何急性、亚急性或者慢性危害的食品。

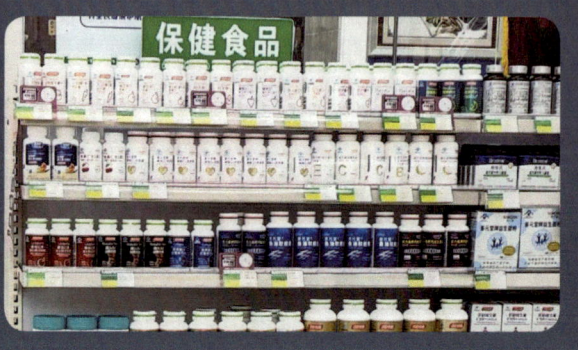

安全用药小常识

**保健食品不是药物，
不能替代药物治疗疾病。**

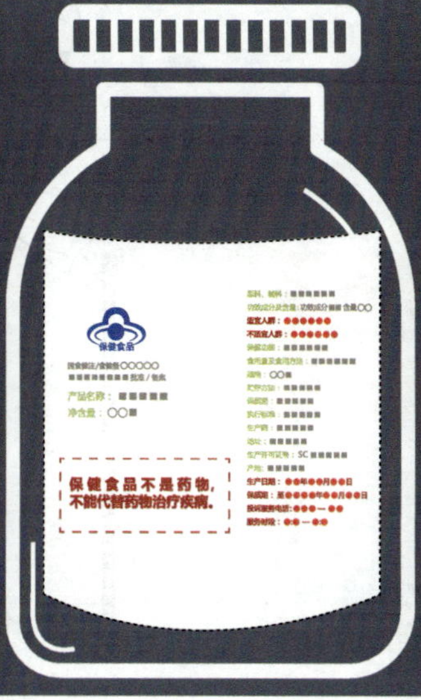

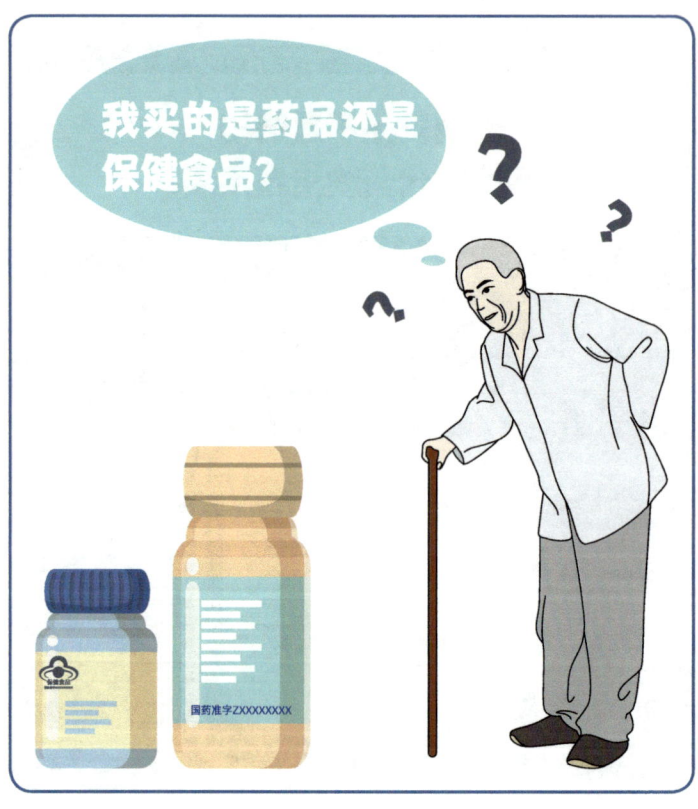

安全用药小常识

识别药品和保健食品,最简单的方法就是看产品的批准文号。药品以"国药准字"开头;保健食品则有一个"蓝帽子",下面写有"国食健字"等字样。

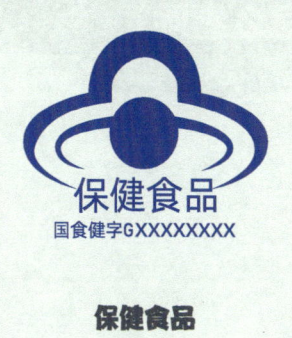

**保健食品**

国药准字ZXXXXXXXX

**药 品**

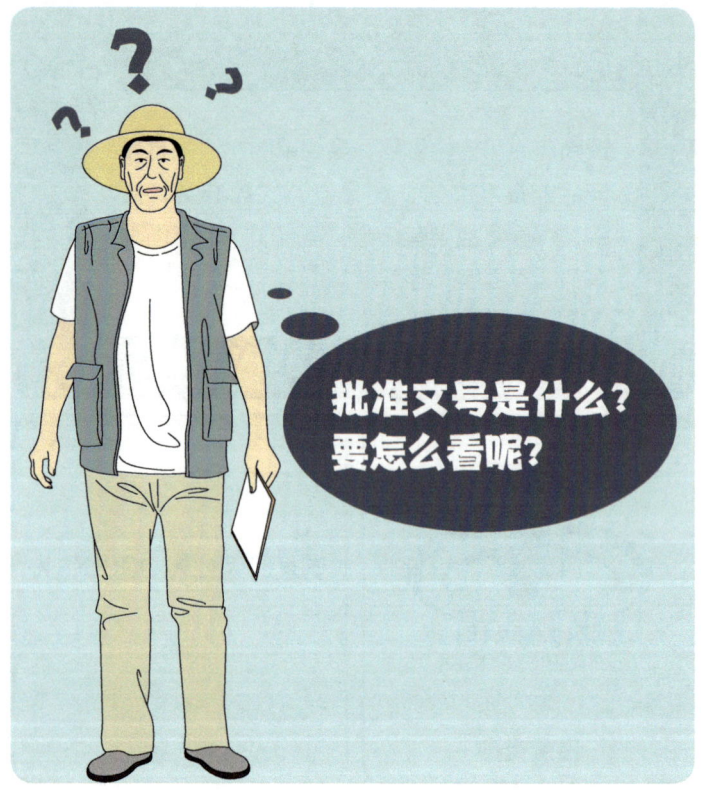

**安全用药小常识**

产品的批准文号相当于它的"身份证号码"。

★ **我国境内生产药品的批准文号格式为**：国药准字H(Z、S)+8位阿拉伯数字。

★ **中国香港、澳门和台湾地区生产药品的批准文号格式为**：国药准字H(Z、S)C+8位阿拉伯数字。

★ **境外生产药品的批准文号格式为**：国药准字H(Z、S)J+8位阿拉伯数字。

其中,H代表化学药品,Z代表中药,S代表生物制品。

★ **保健食品批准文号格式为**：国食健字G(J)+8位阿拉伯数字。

其中,G代表国产保健食品,J代表进口保健食品。

保健食品的批准文号除了以"国食健字"字样开头，还有以"国食健注"和"食健备"等开头的。

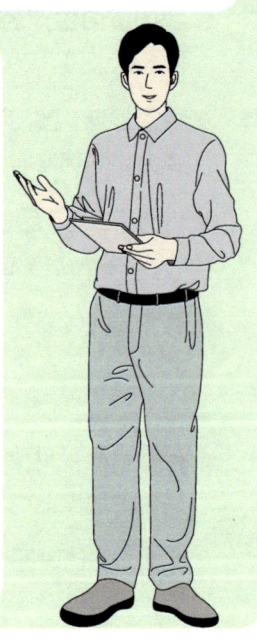

★ "国食健字"是依据2005年颁布的《保健食品注册管理办法（试行）》的规定核发的批准文号，适用于2005年7月1日至2016年6月30日注册的产品。

★ "国食健注"和"食健备"是依据2016年颁布的《保健食品注册与备案管理办法》的规定核发的批准文号，适用于2016年7月1日起注册和备案的产品。

# 什么是处方药和非处方药?

日常生活中,我们经常会遇到一些小病小伤。为了方便日常用药,国家根据药品"安全有效、使用方便"的原则,将药品分为"处方药"和"非处方药"进行管理。

## 处方药

★ 包装盒上没有"OTC"标识。

★ 需要在医生指导下使用。

★ 须凭执业医师或执业助理医师的处方才可调配、购买和使用。

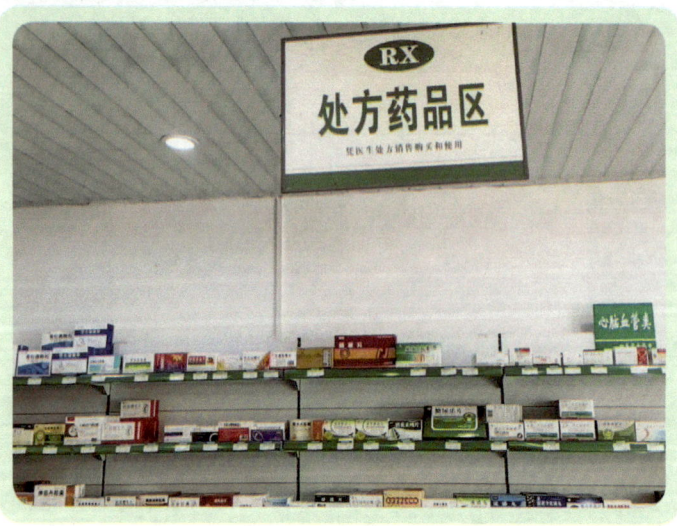

安全用药小常识

## 非处方药

★ 包装盒右上方有"OTC"标识。

★ 可自行判断、购买,根据说明书的用法用量使用。

★ 不良反应发生率一般较低。即使发生,对人体损害也较小。

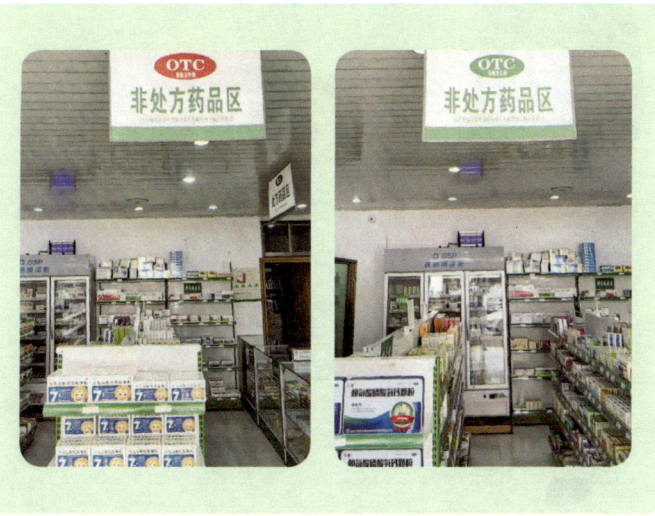

农村合理用药知识手册

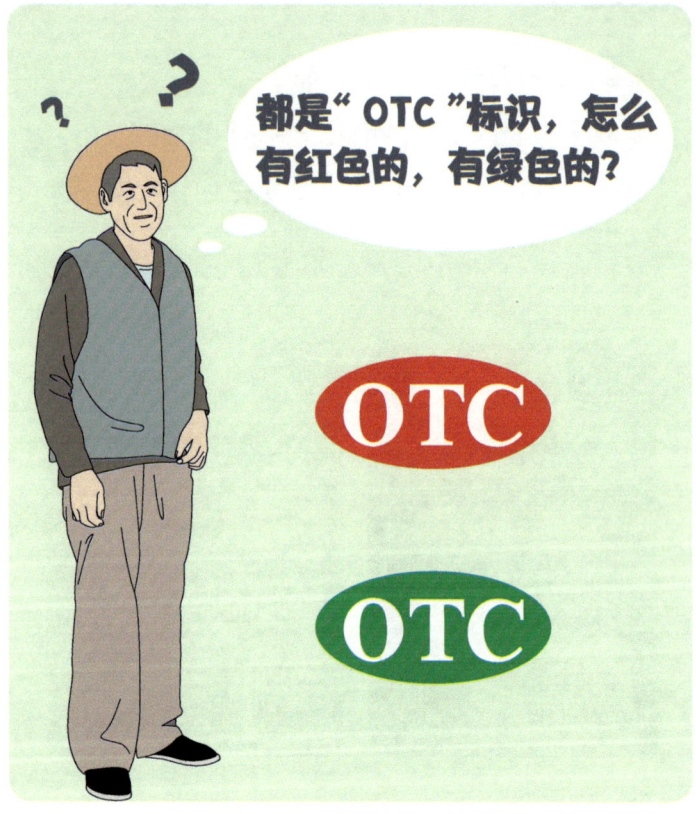

安全用药小常识

**非处方药分甲类和乙类：**

★ 红底白字标识是甲类，需要在药店中执业药师或执业医师的指导下用药，并且只能在药店购买。

★ 绿底白字标识是乙类，安全性更高，无须执业药师或执业医师的指导就可以购买和使用。

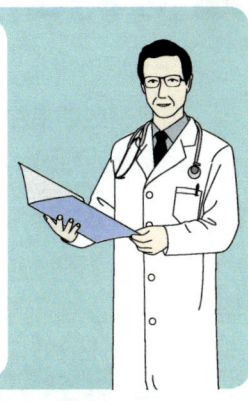

### 甲类非处方药

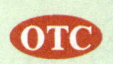 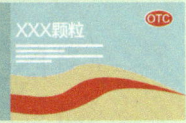

在执业药师或执业医师的指导下购买和使用，并且只能在药店购买。

### 乙类非处方药

 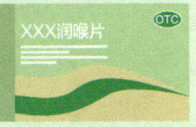

除可在药店购买外，还可在经食品药品监督管理部门批准的超市、宾馆、百货商店等处购买。

- 15 -

# 如何判断药品有效期?

药品有效期指在规定的贮藏条件下,能够保持药品质量的期限。

药品有效期通常标注在药品外包装、标签和说明书上。

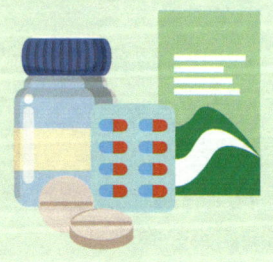

这药啥时候买的?还能吃吗?

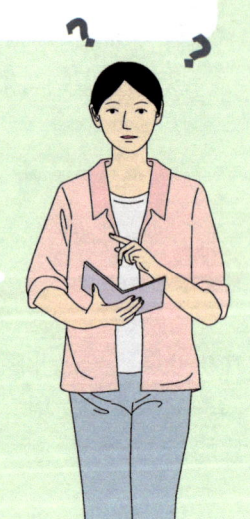

## 药品有效期常见表示方法（表1）

### 表1 药品有效期常见表示方法

| 表示方法示例 | 含 义 |
|---|---|
| 有效期至 2022.09.08 | 该药品可以使用到 2022 年 9 月 8 日 |
| 有效期至 2022.09 | 该药品可以使用到 2022 年 9 月 30 日 |
| 失效期 2022.09 | 该药品可以使用到 2022 年 8 月 31 日 |
| 生产日期 2022.09.02 有效期 2 年 | 该药品可以使用到 2024 年 9 月 1 日 |

农村合理用药知识手册

## 药品在有效期内的前提条件 ★

★ 药品内包装没有打开。

★ 按规定条件贮藏药品。

切记,药品有效期并不等同于药品使用期限,因为某些药品一旦开封后,必须在规定时间内使用。具体情况详见表2。

**药品有效期 ≠ 药品使用期限**

安全用药小常识

### 表2　常见包装／剂型开封后使用期限

| 包装／剂型 | 分 类 | 使用期限 |
|---|---|---|
| 有独立包装单元的药品 | ● 铝箔"板装"药<br>● 小袋颗粒／粉<br>● 小支口服液 | 按规定剂量服药，吃多少开多少。包装完整的药品，在规定的贮藏条件下贮藏，药品在有效期内都可以使用 |
| 眼用制剂 | 滴眼液、眼膏等 | 药品开封后最多可使用4周 |
| 软膏剂 | 外用软膏 | 药品开封后，室温下保存的使用期限最多为2个月 |
| 液体制剂 | 糖浆剂 | 开封后未污染的药品，室温下可保存1～3个月 |

⚠ 仔细阅读说明书，按规定条件贮藏！！！

## 药品常见贮藏条件及含义

★ **遮光**：用不透光的容器包装，例如棕色容器或黑色包装材料包裹的无色透明、半透明容器。

★ **避光**：避免日光直射。

★ **密闭**：将容器密闭，以防止尘土及异物进入。

★ **密封**：将容器密封，以防止风化、吸潮、挥发或异物进入。

★ **熔封或严封**：将容器熔封或用适宜的材料严封，以防止空气与水分的侵入，并防止污染。

★ **阴凉处**：不超过20℃。

★ **凉暗处**：避光并不超过20℃。

★ **冷处**：2~10℃。

★ **常温**：10~30℃。

⚠ 除另有规定的外，未规定贮藏温度的一般指常温！！！

安全用药小常识

# 如何识别变质药品？

贮藏方法改变或药品开封后，如何识别变质药品？

## 看

**看**

**看一看药品，有无变色、霉点或斑点。**

★ **片剂普通片（没有糖衣或薄膜衣）**：破裂、有斑点、变黑、发霉，则为变质。

★ **眼膏**：膏体变干、变稀、变色、分层，则为变质。

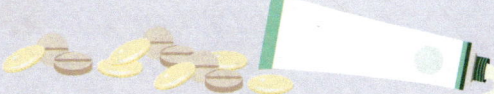

| 闻

**闻一闻药品，是否出现臭味或异味。**

★ **栓剂、片剂、软胶囊等**：有臭味或异味，则为变质。

★ **糖浆剂、颗粒剂（冲剂）**：有发酵味（酸臭味）、臭味，则为变质。

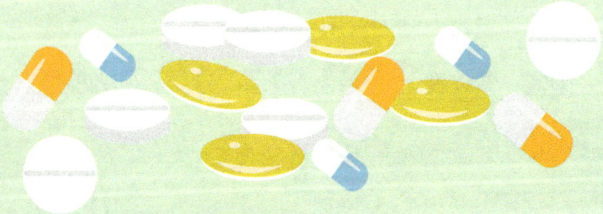

安全用药小常识

| 触

**摸一摸药品,是否软化、粘连。**

★ **胶囊剂(包括硬胶囊、软胶囊)**:手指捏着胶囊,胶囊明显软化、破裂或者漏油等,则为变质。

★ **糖衣片、颗粒剂等**:摸上去黏手,药品相互粘连、结块,则为变质。

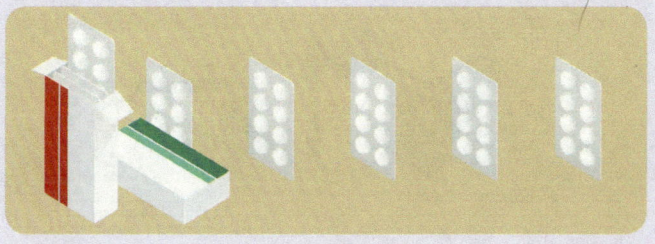

## 摇

**摇一摇药液,是否有沉淀或浑浊。**

★ **液体制剂**:药液中可见结晶、絮状物等沉淀,或药液浑浊,则为变质。

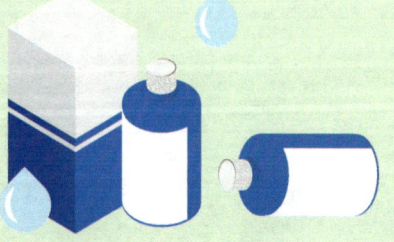

⚠ 若药品出现以上现象,不得使用!!!

安全用药小常识

# 常见片剂的服用方法有哪些？

为适应治疗或预防需要，会将药物制成不同的剂型。片剂是最常用的剂型，但使用不当可能导致药物失效，甚至产生严重不良后果。常见片剂的服用方法及注意事项详见表3。

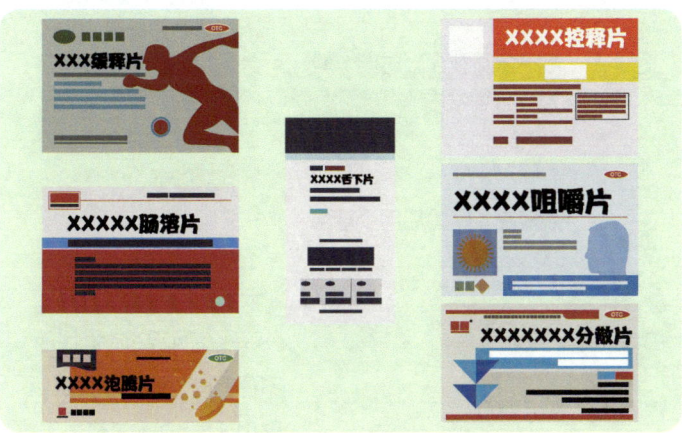

### 表3 常见片剂的服用方法及注意事项

| 类 型 | 服用方法 | 注意事项 |
|---|---|---|
| 分散片 | 直接服用,或放入温水中搅拌溶解后服用 | — |
| 泡腾片 | 用100~150毫升凉开水或温水浸泡,待药片完全溶解或气泡消失后服用 | ● 不得直接口服或含服,有发生窒息的风险<br>● 儿童不能自行服用<br>● 药液中出现不溶物、沉淀、絮状物时不得服用 |
| 舌下片 | 舌下含服,含服时间一般为5分钟左右 | ● 含服时不宜以移动舌头来加速药物溶解<br>● 含服时不要咀嚼或直接吞咽药物,并保持安静<br>● 含服后30分钟内不宜吃东西或饮水 |
| 咀嚼片 | 嚼着吃,咀嚼后用少量温开水送服 | ● 充分咀嚼<br>● 不可直接吞服 |
| 缓释片、控释片 | 整片吞服 | ● 不得嚼碎或碾碎后服用<br>● 每日在固定的时间服药 |
| 肠溶片 | 整片吞服 | 不得嚼碎、碾碎或掰开后服用 |

安全用药小常识

# 服药时间怎么定？

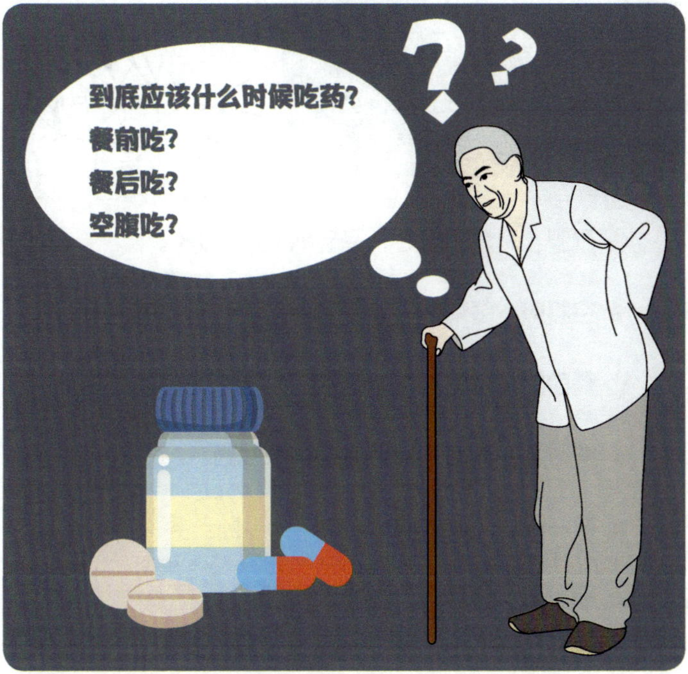

到底应该什么时候吃药？
餐前吃？
餐后吃？
空腹吃？

⚠ 仔细阅读药品说明书，关注服药时间！！！

许多药物都有最佳的服药时间，科学服药才能达到最佳的治疗效果。

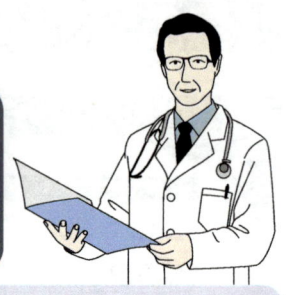

★ **晨服**：早晨起床后，早餐前1小时服药。

★ **空腹服**：餐前1~2小时或餐后1~2小时服药。

★ **餐前服**：餐前30分钟服药。

★ **餐时服**：餐前片刻或餐后片刻服药。

★ **餐中服**：与食物同服。

★ **餐后服**：餐后0.5~1小时服药。

★ **睡前服**：睡觉前15~30分钟服药。

安全用药小常识

# 输液真的能让病好得快些吗?

输液,俗称"打吊针""挂水"。输液是将药物直接输入血管,看似起效快,但不良反应多,风险比口服给药大。

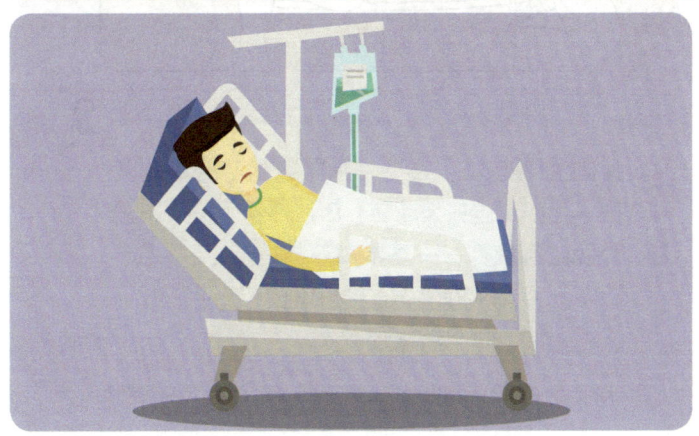

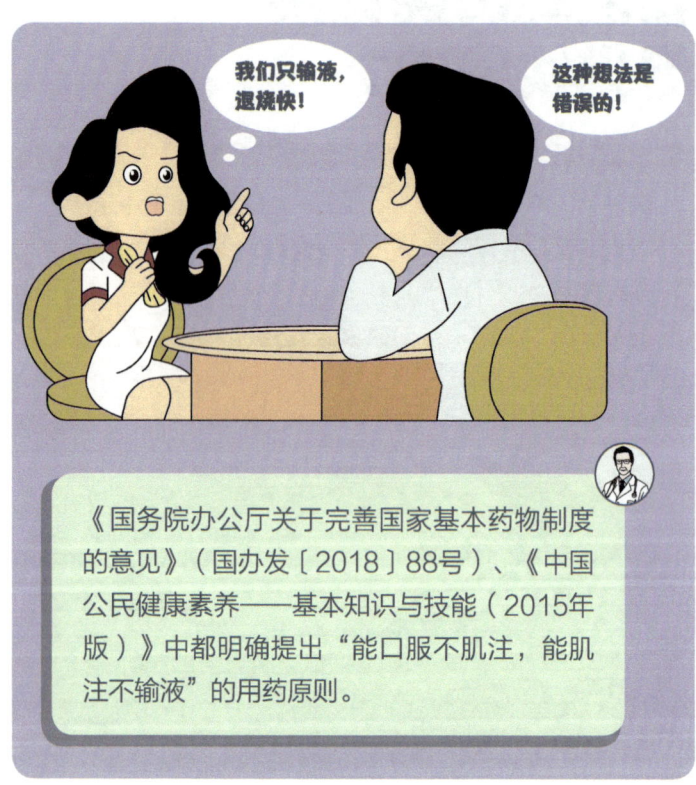

《国务院办公厅关于完善国家基本药物制度的意见》（国办发〔2018〕88号）、《中国公民健康素养——基本知识与技能（2015年版）》中都明确提出"能口服不肌注，能肌注不输液"的用药原则。

## 输液的四大误区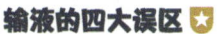

| 误区一 | 生病就去输液 |
| --- | --- |
| 误区二 | 输液让病好得快 |
| 误区三 | 输液不仅防病，还能补充营养 |
| 误区四 | 输液绝对安全 |

遵从医嘱，科学、理性就医，切忌盲目、过度输液！

# 家庭药箱怎么备?

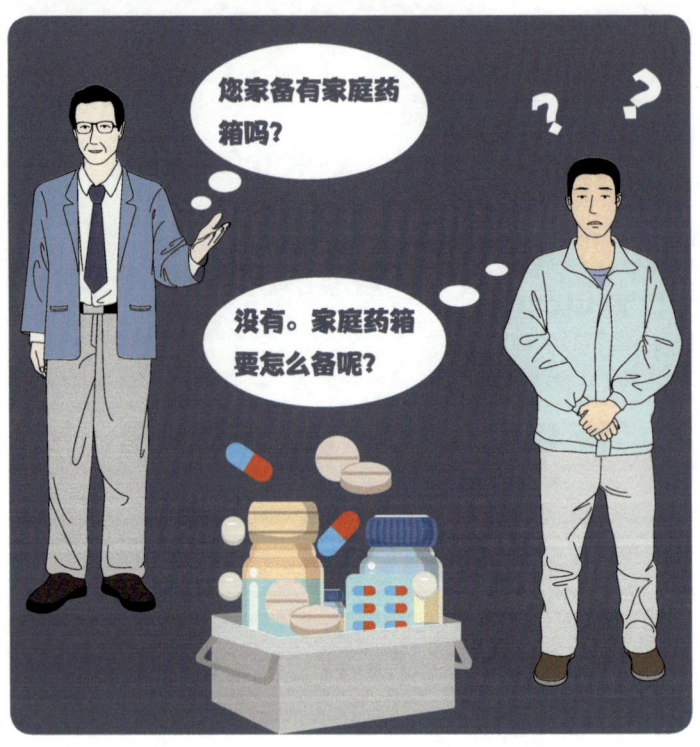

安全用药小常识

## 配 备

 第二篇

- ★ **工具性器材**：体温计、血压计等。
- ★ **消耗性器材**：医用纱布、棉签、创可贴、绷带等。
- ★ **药品**：根据家庭成员健康状况、年龄等可配备一些内服药、外用药、急救药等。

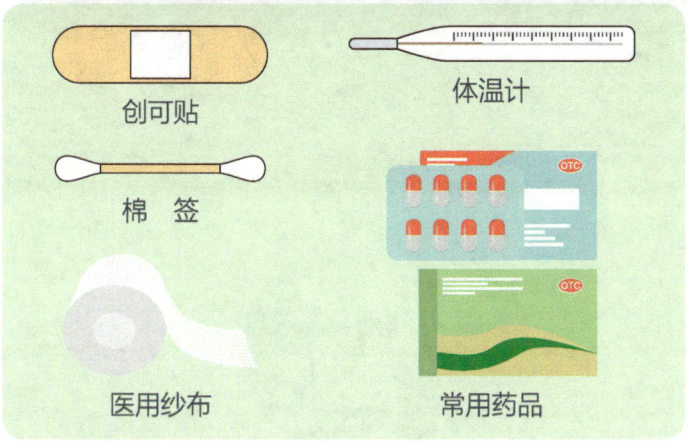

创可贴　体温计　棉签　医用纱布　常用药品

⚠ 备药要适量，切忌大量囤药！！！

## 管 理

★ 固定药箱放置位置，且要求放在儿童不能轻易拿到的地方。

★ 认真阅读药品说明书，选择适宜的贮藏方式。

★ 分类摆放：儿童药品与成人药品分开，内服药与外用药分开，急救药与常规药分开。

★ 保留药品外包装。

★ 定期整理，每3~6个月检查一次，查看有效期，查看已开封的药品外观变化，超过有效期或已变质的药品应及时处理。

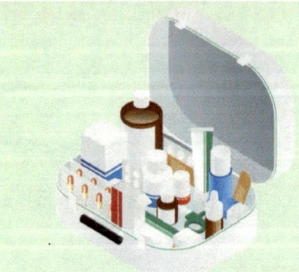

# 第二篇

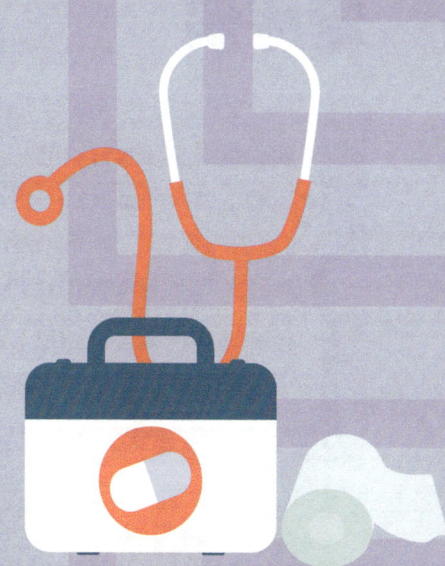

# 常见疾病的药物治疗

# 糖尿病

胰岛素是由胰腺分泌的一种激素，专门负责调节血糖。当胰岛素分泌不足及（或）胰岛素作用缺陷时会引起血糖升高，从而引发糖尿病。

我国糖尿病患者已超过1.4亿，也就是说，每10个成年人中就有1个人患有糖尿病。

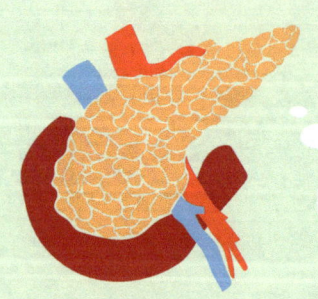

大家好，我是胰腺，胰岛素就是我分泌的。

## 控制血糖的重要性 ★

糖尿病的并发症遍及全身,心、脑、肾、足、眼睛等都会受到影响,可导致心血管病,脑血管病,烂足(糖尿病足),视力下降、失明,肾损伤,周围神经病变(如手脚发麻),等等,严重影响患者生活质量,甚至致残或致死。有效控制血糖是减少糖尿病并发症发生的重要手段。

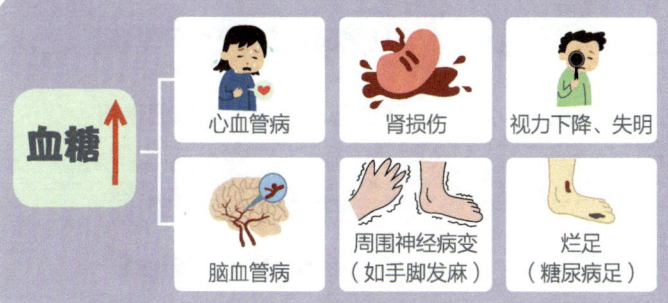

## 糖尿病的治疗药物——胰岛素 ⭐

糖尿病患者需要长期治疗，胰岛素治疗是实现良好控制血糖的重要手段之一。2022年5月底，贵州省执行胰岛素"国家集采"价格，也就是以"国家"的名义"团购"胰岛素，胰岛素的价格大幅度下降，减轻了患者的经济负担。

## 胰岛素使用的四大误区 ⭐

| | |
|---|---|
| 误区一 | 注射胰岛素会产生依赖性 |
| 误区二 | 不到万不得已，不用胰岛素 |
| 误区三 | 胰岛素注射困难，还很疼 |
| 误区四 | 用胰岛素治疗的费用很高 |

常见疾病的药物治疗

## 胰岛素的贮藏 ★

胰岛素是一种蛋白质激素，保存不当会影响药物疗效。这一类生物制剂一定要注意它的贮藏条件，按规定贮藏。

### ★ 未开封的胰岛素：

- 放冰箱冷藏室内保存，保存温度2~8 ℃。
- 不能放冰箱冷冻室，胰岛素结冰后不能再使用。

### ★ 已开封的胰岛素：

- 室温下避光保存。（温度不超过30 ℃，使用前请仔细阅读说明书，根据说明书要求贮藏。）
- 开封后一般4周内使用，超过规定使用期则不可继续使用（使用前仔细阅读说明书）。
- 乘坐汽车时，不要把装有胰岛素的包放在汽车散热器附近或后备箱内。
- 乘坐飞机时，不要将胰岛素放在行李箱内托运。

## 胰岛素的使用 ✪

> 胰岛素四大注射部位：腹部、手臂外侧、大腿前外侧、臀部。

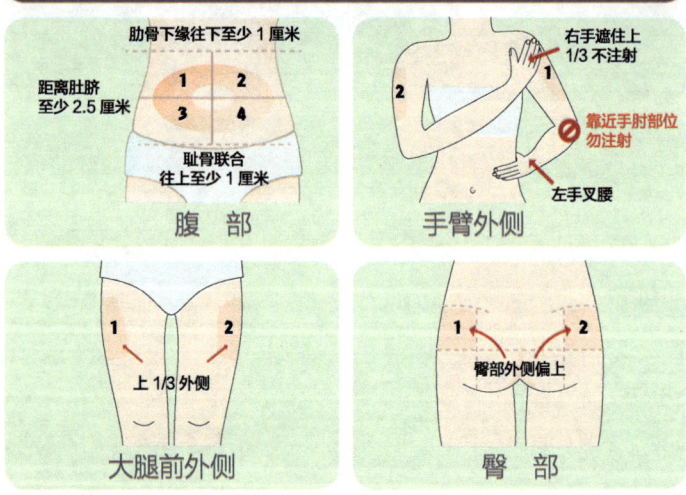

腹部：肋骨下缘往下至少1厘米；距离肚脐至少2.5厘米；耻骨联合往上至少1厘米。

手臂外侧：右手遮住上1/3不注射；靠近手肘部位勿注射；左手叉腰。

大腿前外侧：上1/3外侧。

臀部：臀部外侧偏上。

⚠ 图中所标的1、2、3、4是可注射部位！！！

常见疾病的药物治疗

第二篇

选择其中一个部位注射,每周有规律地轮换注射部位,每两次注射位置间距1厘米以上。

## 注意事项

★ 注射前须洗手。

★ 检查注射部位并消毒。

★ 注射后留置至少10秒。

★ 使用过的针头套上针头外壳后再丢弃。

# 高血压

> 高血压是患病率最高的慢性病,是导致心肌梗死、脑梗死、肾衰竭最重要的危险因素。血压水平分类和定义详见表4。

**表4　血压水平分类和定义**

单位:毫米汞柱

| 分类 | 收缩压 | | 舒张压 |
|---|---|---|---|
| 正常血压 | <120 | 和 | <80 |
| 正常高值 | 120~139 | 和/或 | 80~89 |
| 高血压 | ≥140 | 和/或 | ≥90 |
| 单纯收缩期高血压 | ≥140 | 和 | <90 |

注:"收缩压≥140毫米汞柱和/或舒张压≥90毫米汞柱"中的"和/或"表示包括3种情况,即收缩压≥140毫米汞柱且舒张压≥90毫米汞柱、收缩压≥140毫米汞柱且舒张压<90毫米汞柱、收缩压<140毫米汞柱且舒张压≥90毫米汞柱。文中出现的"和／或"表达的意义与此处类同。

## 高血压治疗的用药误区

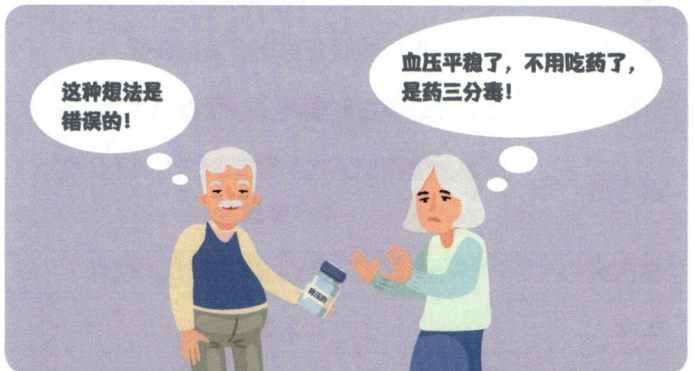

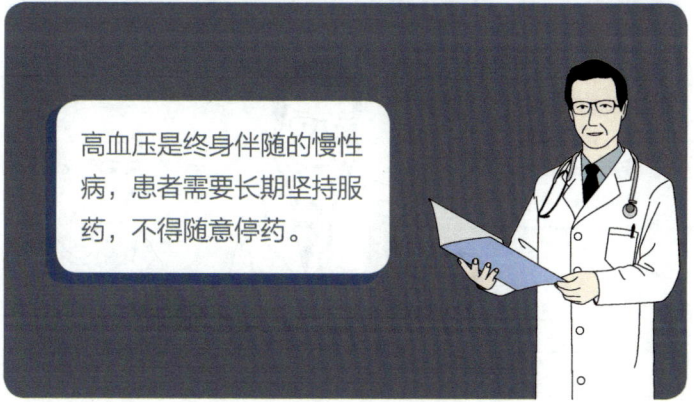

| | |
|---|---|
| 误区一 | 没有症状就不用服药 |
| 误区二 | 血压恢复正常后就可以停药 |
| 误区三 | 擅自减量或不按时服药 |
| 误区四 | 用保健食品及某些声称有降压作用的仪器替代降压药 |
| 误区五 | 只服药，不监测血压，不定期复诊 |
| 误区六 | 就医时不需要服药 |
| 误区七 | 某日忘吃药了，第二天双倍剂量补上 |

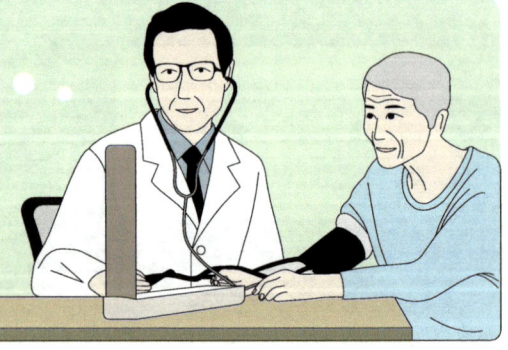

血压控制得不错。记得按时服药，注意监测血压。

常见疾病的药物治疗

# 感冒与流行性感冒

## 感 冒

> ★ **症状**：打喷嚏、鼻塞、流涕、咳嗽，不发热或轻中度发热（一般持续1~2天），并发症少见。
>
> ★ **季节性**：不明显。
>
> ★ **治疗方法**：以对症治疗为主。

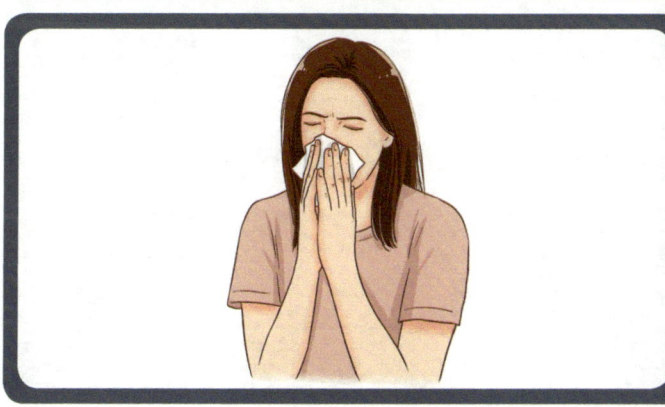

## 流行性感冒(简称流感) ★

★ **症状**:明显发热、乏力、全身酸痛,体温达39~40℃(持续3~5天)。

★ **季节性**:明显。

★ **治疗方法**:对症治疗+抗病毒。

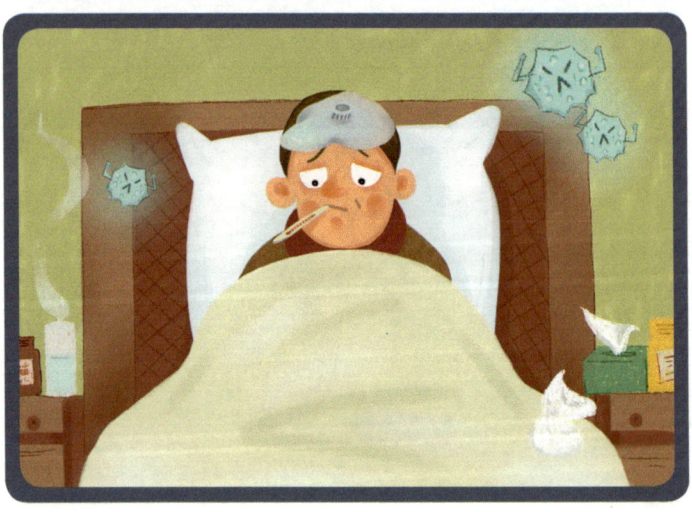

## 感冒、流感的药物治疗

**服用感冒药要注意以下几点:**

★ 感冒没有特效药,通常可自愈,服用感冒药常为对症治疗。

★ "消炎药"(抗菌药物)对病毒无效,忌滥用。

★ 用药前应仔细阅读药品说明书,看清楚用法用量、不良反应、禁忌等,严格按照药品说明书服药。

★ 不同类型的复方感冒药不能混在一起吃,以免服药过量产生不良后果。

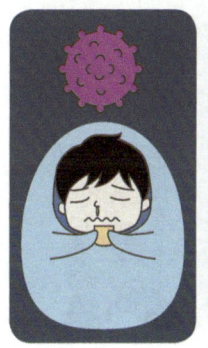
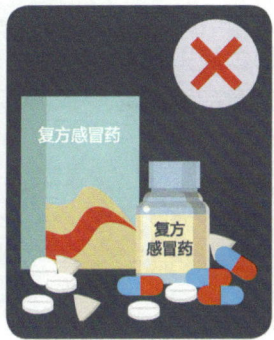

# 结核病

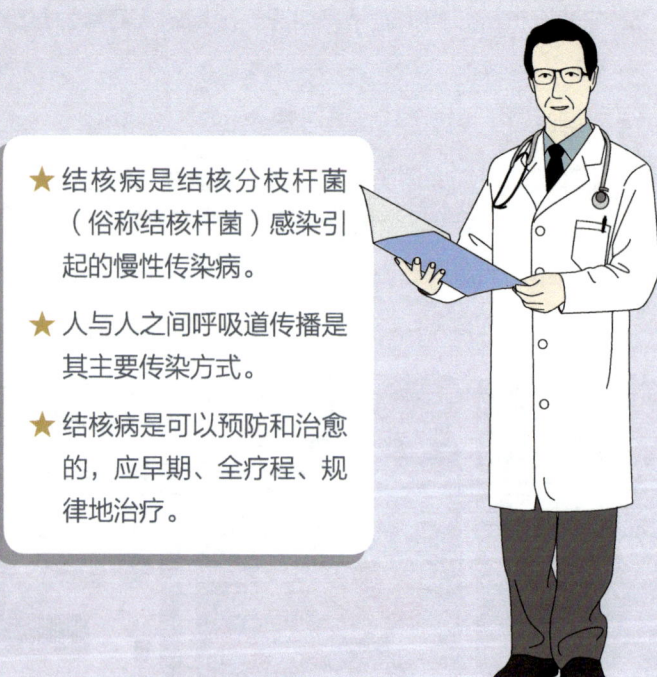

- ★ 结核病是结核分枝杆菌（俗称结核杆菌）感染引起的慢性传染病。
- ★ 人与人之间呼吸道传播是其主要传染方式。
- ★ 结核病是可以预防和治愈的，应早期、全疗程、规律地治疗。

## 常见疾病的药物治疗

结核杆菌可侵入人体全身各种器官，以肺最为常见。通常表现出食欲不振、消瘦、盗汗、低热、午后潮热、乏力等全身症状，以及咳嗽、咳痰、咯血或血痰、胸闷、胸痛、气急等呼吸系统症状。

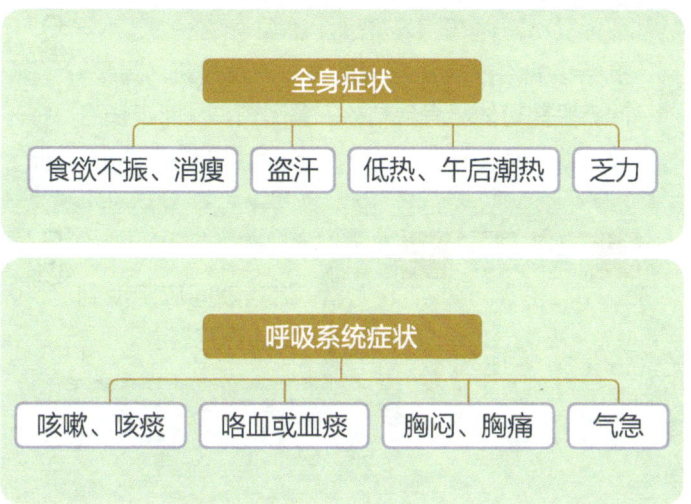

## 使用抗结核病药物的注意事项

★ 没有症状就不用服药。

★ 规律服药，记录服药时间。

★ 如要外出，带足量药品。

★ 如变更居住地，应及时告知医生，以便延续治疗。

抗结核病治疗应全疗程按时、按量服药，漏服、间断服药可能会导致结核杆菌耐药，从而延长治疗周期，使疾病难以治愈，严重者可能会死亡。

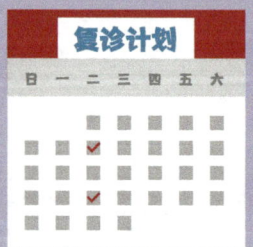

治疗期间应定期到定点医院复查。

常见疾病的药物治疗

# 类风湿关节炎

类风湿关节炎是一种慢性、进展性、自身免疫性疾病。

类风湿关节炎常表现为关节肿胀及疼痛、晨僵、多关节炎、关节畸形等，随着疾病进展，患者可出现残疾、劳动能力丧失，严重影响生活质量。

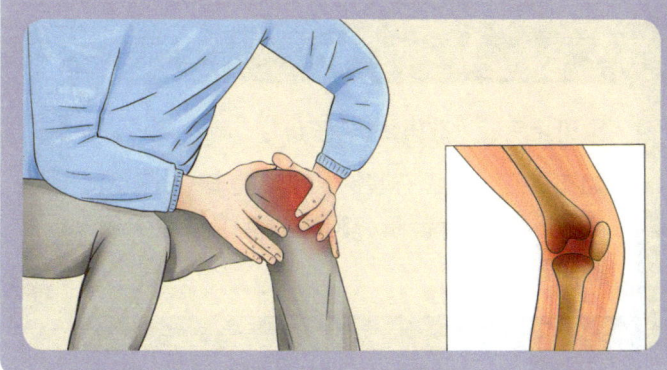

## 使用类风湿关节炎药物的注意事项

止痛药"治标",抗风湿药(如来氟米特和一些生物制剂)"治本"。类风湿关节炎患者要在医生指导下联合用药或停药。

**常见止痛药(非甾体抗炎药):**

如布洛芬、双氯芬酸钠、吲哚美辛(俗称消炎痛)、吡罗昔康、阿咖酚散(俗称头痛粉)等。

常见疾病的药物治疗

切忌长期、大量服用止痛药,以免伤胃,严重时甚至会引起消化道出血,危及生命。

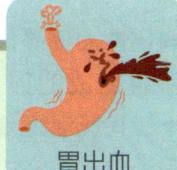

胃出血

中药大多成分复杂,而且中药并不是没有不良反应的,千万不要私下乱用,请前往正规医院,在医生的指导下用药。

# 消化性溃疡与幽门螺杆菌感染

消化性溃疡是胃酸对胃肠道黏膜造成的损伤,以胃及十二指肠溃疡最为常见。当胃酸分泌过多,或者消化道黏膜防御能力下降时,就会形成溃疡。

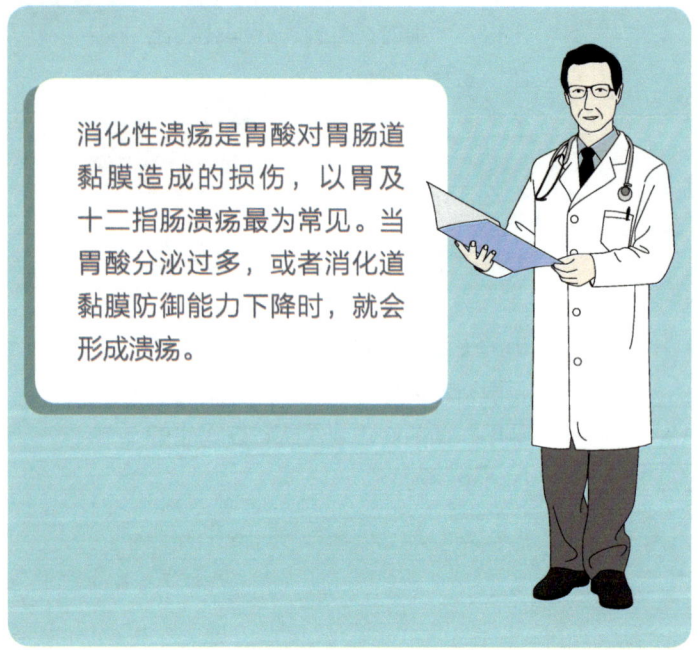

常见疾病的药物治疗

幽门螺杆菌感染、长期服用非甾体抗炎药、长期饮酒等，都是诱发消化性溃疡的重要因素。

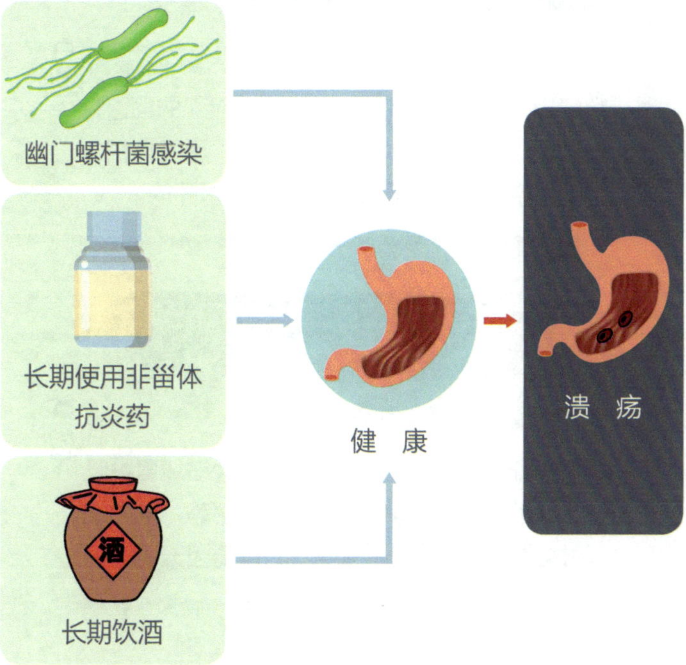

幽门螺杆菌感染

长期使用非甾体抗炎药

长期饮酒

健 康

溃 疡

幽门螺杆菌是怎么感染的呢?

幽门螺杆菌是一种可以在胃里"生活"的细菌,主要通过"粪-口"和"口-口"途径传播,也就是说它是不小心被"吃"到胃里面的。

感染幽门螺杆菌会对身体产生什么影响?

人感染幽门螺杆菌后,幽门螺杆菌会破坏胃黏膜屏障,引发胃炎、消化性溃疡、胃癌等。幽门螺杆菌也是导致消化性溃疡复发的重要因素。

常见疾病的药物治疗

感染了幽门螺杆菌怎么办?
怎样才能灭杀幽门螺杆菌?

感染了幽门螺杆菌也别太担心,幽门螺杆菌感染是可以通过药物治疗的。

怎么预防幽门螺杆菌感染?

实行公筷制、分餐制,以及餐具消毒是预防幽门螺杆菌感染的有效措施!

**为了能有效杀灭幽门螺杆菌,药物治疗应注意以下几点:**

★ 到正规医院的消化内科就诊,由专科医生制订治疗方案。

★ 严格遵医嘱服药,注意服药时间。

★ 治疗结束4周后,准时到医院复查。

# 第三篇

# 正确认识药品的不良反应

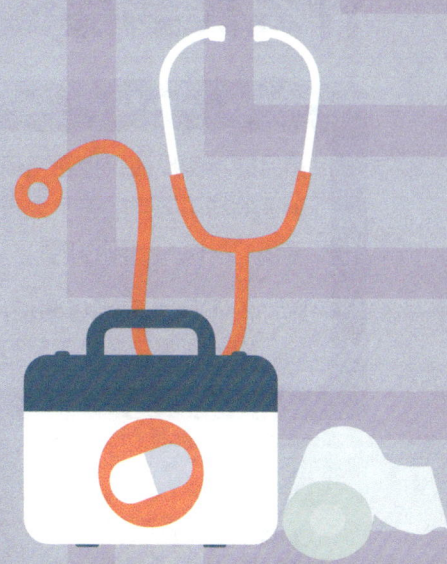

# 什么是药品的不良反应？

药品的不良反应是指合格药品在正常用法用量下出现的与用药目的无关或意外的有害反应，也就是我们常说的"副作用"。

药品的不良反应不包括使用不合格药品、用错药、超大剂量用药等所引起的有害反应。

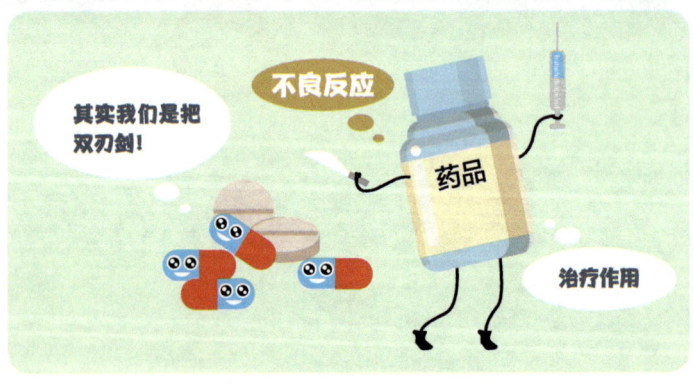

正确认识药品的不良反应

第三篇

# 如何防范药品的不良反应？

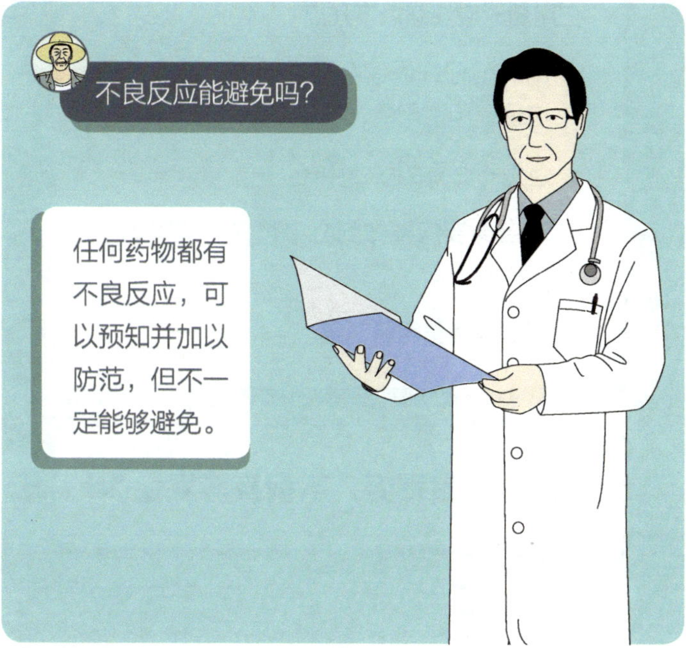

不良反应能避免吗？

任何药物都有不良反应，可以预知并加以防范，但不一定能够避免。

**在用药时应注意以下几点：**

★ 用药前仔细阅读药品说明书，重点看适应证、用法用量、不良反应、注意事项。

★ 避免不必要的联合用药。

★ 对自身疾病要做到心中有数，并牢记个人过敏史。

★ 不擅自调整用药剂量。

**预防功课做得好，不良反应发生少！**

正确认识药品的不良反应

第三篇

# 接种疫苗后可能出现哪些不良反应？

打疫苗也会发生不良反应吗？是不是都很严重？

虽然接种疫苗是预防传染病最有效、最经济的方法，但疫苗属于药品中的生物制品，故接种疫苗也可能发生不良反应。

不良反应可以分为一般反应和异常反应：一般反应通常无须特殊处理便可自行好转，异常反应可能需要进行治疗。

绝大部分疫苗引起的相关不良反应是不严重的，包括发热，注射部位疼痛、肿胀，皮疹，乏力，等等。

严重的不良反应十分罕见，如过敏性休克、急性喉头水肿等，常在接种后1小时内发生。

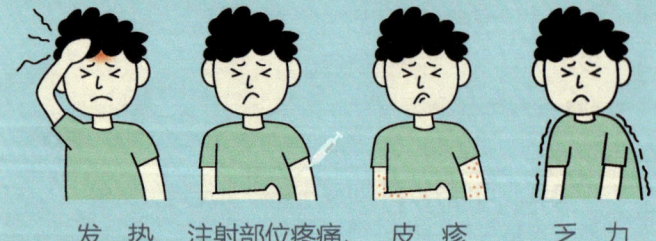

发　热　　注射部位疼痛、　皮　疹　　乏　力
　　　　　　肿胀

⚠ 接种疫苗后至少观察 30 分钟，无异常反应再离开！！！